AF137746

SKL Concept

Papa tu m'as dit

Qu'il nous soit fait selon Ta Parole
Je te fais confiance

Livret 1
Notre Père, qui es aux cieux

Rassemblés / Auteur par : SKL Concept

issuemedias@issueassociation.com

ISBN : 978-2-9578843-0-8

© SKLConcept

MOT DE L'AUTEUR

Disciple de Jésus-Christ, le Saint-Esprit m'a inspiré et m'a mis à cœur de rassembler un certain nombre de versets pour l'édification de mes frères et sœurs.

Ce livre est pour l'édification du corps de Christ.

Ce livre ne doit en aucun cas remplacer la Bible qui est la source d'où est puisée cette révélation.

Ce que vous allez découvrir dans ce livre vous servira au quotidien dans vos moments d'intimité initiés et conduits par le Saint Esprit par la seule grâce du Père.

Les citations bibliques utilisées sont tirées des versions suivantes :

Louis Segond - Parole de Vie - Darby - Parole Vivante - Martin - Bible en Français Courant - Bible de Jérusalem - Nouvelle Bible Segond - La Bible du Semeur.

ACTIONS DE GRÂCE

Je rends grâce à Dieu, qui dans Son Amour m'a sauvé, affranchi et associé à Lui dans Son Œuvre.

Je rends grâce à Dieu, pour la vie de ma femme et de mes enfants. Je rends grâce à Dieu pour l'œuvre du Saint-Esprit dans les différents ministères repartis dans le monde, pour leur travail qui nous nourrit spirituellement.

Je rends grâce à Dieu, pour les merveilleuses personnes qui ont participé à cette œuvre.

Il m'est impossible de tous les citer mais je ne saurai taire certains noms : le couple Sénécal, pour le temps investi dans la lecture du manuscrit.

Je rends grâce à Dieu, pour la vie de chaque lecteur et de chaque lectrice.

L'utilisation de ces Livrets vous enrichira spirituellement, vous ne serez plus la même personne : sûrement meilleure qu'auparavant.

AVANT PROPOS

70% de notre vie sont dirigés par nos pensées qui nous donnent une direction.

Notre cerveau possède un pouvoir étonnant, celui de jongler avec nos émotions, avec une facilité déconcertante.

Et quand la situation que nous vivons nous déplait, les idées négatives se mettent à fuser dans tous les sens à l'intérieur de notre tête. C'est le genre de choses qui nous maintient la tête sous l'eau, parfois pendant des heures, ou pire encore, des jours entiers.

Tout ce temps est perdu à jamais. Alors qu'il aurait pu être utilisé de façon bien plus efficace ou agréable.

Face aux circonstances que vous vivez actuellement dans votre vie, décidez aujourd'hui d'appeler à l'existence ce que vous voulez voir arriver dans votre vie, à cours, moyen et long terme et, attendez-le en persévérant.

Que tout ce qui est vrai, tout ce qui est honorable, tout ce qui est juste, tout ce qui est pur, tout ce qui est aimable, tout ce qui mérite l'approbation, ce qui est vertueux et digne de louange, soit l'objet de vos pensées. Philippiens 4 : 8

Soyons transformés par le renouvellement de notre intelligence ; exerçons-nous à penser et à parler selon la Parole de Dieu. Que la révélation de la Parole dans cette série des livrets « Papa tu m'as dit », nous fasse entrer chacun de nous dans sa destinée ici et pour l'éternité.

TABLE DES MATIERES

Introduction

INTRODUCTION

Pourquoi ma souffrance est-elle continuelle ? Pourquoi ma plaie est-elle douloureuse, et ne veut-elle pas se guérir ?

Nous avons comme réflexe face aux difficultés de la vie, de rabâcher nos pensées négatives, de nous plaindre, de raconter nos malheurs à ceux qui nous entourent pour tenter de trouver du soutien.

En agissant ainsi nous semons des paroles et attirons le négatif. Comme des graines, les paroles sont semées et ensuite elles prennent vie tôt ou tard.

Papa tu m'as dit, qu'il nous soit fait selon Ta Parole.

Serais-tu pour moi comme une source trompeuse,
Comme une eau dont on n'est pas sûr ?

Les miracles ne sont pas des accidents dans notre vie. Ce sont les réponses de notre Père à notre obéissance de la Foi. L'obéissance engage notre Père à accomplir Sa Parole.

La Parole de notre Père s'applique à quiconque la reçoit et y croit (Matthieu 7 : 24). Elle s'adresse à chacun de nous personnellement.

Quand la vie est trop dure, vous ne savez plus quoi faire, qui appeler, où regarder, la seule chose qui vous reste à faire pour sortir de ce tourment : s'exercer à voir les événements selon la perspective de notre Père et non selon la perspective humaine.

La relecture, la répétition de ces livrets stimuleront votre mémoire. Elles vous permettront de retenir les paroles qui vous aideront à faire face aux tourments de la saison que vous vivez actuellement.

Cherchons notre Père Amour qui se trouve dans Sa Parole.

Offrez la série des livrets **Papa tu m'as dit** à une personne autour de vous. Par ce geste vous pouvez :

- Devenir la réponse à un souhait, une prière, un désir ;

- Illuminer la vie de cette personne ;

- Saisir une opportunité de contribuer à diffuser la parole de Dieu et à transformer des vies.

C'est pourquoi encouragez-vous les uns les autres et aidez-vous mutuellement à grandir dans la foi, comme vous le faites déjà. 1 Thessaloniciens 5 :11

A SAVOIR

Au commencement était la Parole, et la **Parole était** avec Dieu, et la **Parole était** Dieu. Toutes choses ont été faites par elle, et rien de ce qui a été fait n'a été fait sans elle.

Le Dieu qui a créé toutes choses, l'omniprésent, l'omniscient et l'omnipotent, et qui est à l'origine de l'univers est notre Père.

Nous sommes l'argile, et c'est notre Père qui nous a formés, Nous sommes l'ouvrage de ses mains.

Notre Père se révèle sous différents noms qui décrivent, démontrent les multiples facettes de son caractère et de sa puissance :

Dieu, l'Eternel, le Créateur, le Seigneur, le Tout-Puissant, le Roi des Rois, le Fidèle, le Véritable, la Parole, l'Amour, le Sauveur…

Je serai pour vous un père, Et vous serez pour moi des fils et des filles, Dit le Seigneur tout-puissant.
2 Corinthiens 6 : 18

Je vous invite à observer la nature, le lien entre un père ou une mère avec son enfant si vous arrivez à comprendre ce lien, alors vous pourrez effleurer la dimension de l'immense Amour que notre Père a pour nous.

Chaque père responsable désire le meilleur pour ses enfants. Les enfants eux, veulent vivre des expériences qui ne sont pas sans conséquences.

Le Père responsable espère que ses enfants garderont ses bons conseils pour qu'ils leur soient utiles dans la vie. Il est prêt à faire de son mieux pour garantir une belle vie à ses enfants.

Si donc, méchants comme nous sommes, nous savons donner de bonnes choses à nos enfants, à combien plus forte raison notre Père qui est dans les cieux nous donnera de bonnes choses à nous qui les lui demandons. Matthieu 7 : 11

Nous n'étions qu'une masse informe, mais tu nous voyais et, dans ton registre, se trouvaient déjà inscrits, tous les jours que tu nous avais destinés alors qu'aucun d'eux n'existait encore. Psaume 139 : 16

Notre Père, dans sa souveraineté et sa miséricorde nous fait la grâce de pouvoir nous approcher de lui par sa Parole et de vivre sa Parole. En effet, **le but de la révélation de Dieu est de susciter en nous « la foi en Lui, notre adoration et reconnaissance ».**

La balle est dans notre camp, rapprochons-nous de notre Père pour que dans nos vies, qu'il nous soit fait selon sa Parole.

Aussi la création attend-elle avec un ardent désir la révélation de nous les fils de Dieu. Romains 8 : 19

Prophétisons et changeons le cours de nos vies par la Parole.

Prophétiser

C'est parler l'avenir par **inspiration divine** : ce qui doit arriver, en annonçant la réalité de la Parole de Dieu qui est préparée d'avance pour nous.

Moi, le Seigneur, je connais les projets que je forme pour vous. Ce ne sont pas des projets de malheur, mais des projets de bonheur. Je veux vous donner un avenir plein d'espérance. Jérémie 29 : 11

Mon peuple est détruit parce qu'il lui manque la connaissance. Osée 4 : 6

Car nous sommes son ouvrage, ayant été créés en Jésus-Christ pour de bonnes œuvres, que Dieu a préparées d'avance, afin que nous les pratiquions. Éphésiens 2 : 10

Parler

Qu'il ne sorte de votre bouche aucune parole mauvaise… Éphésiens 4 : 29

Parler c'est prononcer, déclarer, annoncer, dire quelque chose.

Au commencement était la Parole, et la Parole était avec Dieu, et la Parole était Dieu. Jean 1 : 1

Dieu libère de la puissance par Sa parole. Il n'a jamais rien fait sans d'abord le dire. Dieu accorde de l'importance aux mots. Les mots sont spirituels ; ils ont du pouvoir.

La mort et la vie sont au pouvoir de la langue ;
Quiconque l'aime en mangera les fruits.
Proverbes 18 : 21

De la même bouche sortent la bénédiction et la
malédiction. Il ne faut pas, mes frères, qu'il en soit ainsi.
Jacques 3 : 10

Les paroles que nous prononçons sont d'une
importance vitale pour nos vies. La Parole de Dieu est
faite pour être pratiquée. Il y a une puissance créative
dans la parole. Dieu utilisa des mots pour créer le ciel et
la terre.

Dieu dit : Je veille sur ma parole pour l'exécuter ;
Jérémie 1 : 12

Tel il est, tels nous sommes aussi dans ce monde : c'est en cela que l'amour est parfait en nous…
1 Jean 4 : 17

Nous sommes des êtres spirituels.

Ceux, en effet, qui vivent selon la chair, s'affectionnent aux choses de la chair, tandis que ceux qui vivent selon l'esprit s'affectionnent aux choses de l'esprit.
Romains 8 : 4

Dieu annonçant l'arrivée du Messie, Jésus-Christ, Cela avait été prophétisé sur des centaines, même des milliers d'années. "Il vient. Il vient" Tout portait à croire que cela ne pourrait jamais s'accomplir ; mais Il continuait à l'annoncer.

Dieu prononça la Parole, encore et encore la Parole, et : la Parole s'est faite chair. Jean 1 : 14

Il en est ainsi pour toi. Ne cesse pas de déclarer ce que notre Père a dit pour ta vie. Et quand surviennent des problèmes, des tourbillons, prononce les paroles que Dieu t'a données.

Tes paroles prophétiques et de foi d'aujourd'hui ont comme mission d'activer la puissance de la Parole de Dieu dans ta vie.

Aussi longtemps que tu ne décides pas d'allumer l'interrupteur qui est ta bouche pour confesser la Parole de Dieu, le courant ne passera pas. La parole provoque la foi.

Tu deviens ce que tu crois.

Proclame avec foi ce que tu veux voir arriver dans ta vie et attends-le en persévérant.

ENCOURAGEMENT

Qui veille sur ses paroles préserve sa vie, mais celui qui ouvre grand la bouche court à sa ruine. Proverbes 13 : 3

Parfois notre bouche en dit bien plus qu'elle ne devrait. Combien de fois avons-nous regretté ce que nous avons dit ?

Nous devrions faire attention et prendre le temps de réfléchir avant de parler.

Déclarer les paroles de notre Père au quotidien tout au long de notre existence nous permet d'entrer dans la destinée que Dieu a pour nous.

Notre Père nous dit qu'il veille sur Sa Parole pour son accomplissement car il connaît les projets qu'il a formés pour chacun de nous. L'Eternel, notre Papa, a des projets de paix et non de malheur, afin de nous donner un avenir et de l'espérance.

Il n'y a pas de date de péremption à la Parole de Dieu.

Ainsi en est-il de Sa Parole que nous proclamons, qui sort de notre bouche : Elle ne retourne point à notre Père sans effet, sans avoir exécuté sa volonté et accompli Ses desseins.

LE CHOIX

Semons la parole de notre Père par des déclarations et nous vivrons certainement ses effets. Faisons le choix de semer la Parole de notre Père tous les jours, dans chaque situation, il est important de nous appuyer sur elle, la proclamer jour et nuit. Jusqu'à ce qu'elle devienne la seule conviction et réalité, rien d'autre. C'est à ce moment-là exactement que vous déclencherez votre miracle.

Il ne douta point, par incrédulité, au sujet de la promesse de Dieu ; mais il fut fortifié par la foi, donnant gloire à Dieu, et ayant la pleine conviction que ce qu'il promet il peut aussi l'accomplir. Romains 4 : 20-21

Car c'est une prophétie dont le temps est déjà fixé, Elle marche vers son terme, et elle ne mentira pas ; si elle tarde, attends-la, car elle s'accomplira, elle s'accomplira certainement. Habacuc 2 : 3

Retenons fermement la profession de notre espérance, car celui qui a fait la promesse est fidèle.
Hébreux 10 : 23

Un des moyens le plus efficace de veiller soigneusement sur nos cœurs, car il est à la source de tout ce qui fait notre vie. Proverbes 4 : 23

Goûtons et voyons combien notre Père est bon ! Oui, heureux l'homme qui trouve son refuge en lui.
Psaume 34 : 9

RECOMMANDATION

Certaines paroles que Dieu nous a données par amour sont tellement connues, devenues familières que nous les lisons presque par habitude sans réellement en chercher le sens, ni y croire.

Ne répétons pas comme une récitation la Parole, recherchons à semer la Parole fraîche, dynamique et vivante de notre Père, la remuer en nous, la digérer, jusqu'à ce que la conviction fasse naître la foi, l'adoration, la reconnaissance, des louanges.

Approprions-nous la parole de notre Père avec le je, tu, nous. Pour que cette parole devienne réalité, appliquons-nous à cela spécifiquement dans notre quotidien.

Ces paroles vont prendre corps pour notre témoignage.

Nous avons tous l'intention d'abattre le mur qui se trouve devant nous et nous empêche d'avancer. Il nous faut plusieurs coups de masse (Parole) afin d'en arriver à bout.

Prononçons la Parole, encore et encore la Parole, comme la chanson que nous apprécions et : la Parole se fera chair.

Que la Parole de Dieu ne s'éloigne pas de nos bouches ; méditons la jour et nuit pour nous y conformer de façon régulière, déclarons-la et mettons la en pratique c'est alors que nous expérimenterons le plan parfait, mènerons à bien nos entreprises, c'est alors que nous réussirons.

Pour accéder aux merveilles et miracles de la Parole de notre Père dans notre vie, il nous faut naître de nouveau (accepter, reconnaître Jésus comme Seigneur et Sauveur) et avoir la ferme intention de demeurer dans Sa Parole.

Au début ce n'est pas facile de faire des déclarations pour déclencher nos témoignages :

Laissez-vous porter par une sainte colère soyez déterminé. Je ne te laisserai pas aller avant que tu ne m'aies béni Père. Genèse 32 : 26

Créez-vous une habitude matin, midi et soir (avant de s'endormir) pendant 7 jours les paroles qui correspondent à votre saison ; recevez et croyez seulement. Vous déclencherez ainsi vos miracles.

A chaque parole déclarée, appliquons la Puissance du sang de Jésus-Christ et qu'il nous soit fait selon la Parole de notre Père.

Selon la conduite du Saint-Esprit, à chaque fois que nous le pouvons, renouvelons l'alliance avec le Père en prenant le corps et le sang de Jésus-Christ et, par la même occasion bâtissons un autel pour sceller notre exaucement.

Renouvelons l'alliance à chaque fois que le Saint-Esprit nous le met à cœur.

Jésus leur dit : En vérité, en vérité, je vous le dis, si vous ne mangez pas le corps du Fils de l'homme et si vous ne buvez pas son sang, vous n'avez pas la vie en vous-mêmes.

Celui qui mange mon corps et qui boit mon sang a la vie éternelle, et moi, je le ressusciterai le dernier jour. En effet, mon corps est vraiment une nourriture et mon sang est vraiment une boisson. Jean 6 : 53-55

L'autel est l'expression de notre adoration et de la reconnaissance que nous exprimons à notre Père.

Par notre consécration nous devenons nous-mêmes une expression d'adoration.

Je vous exhorte donc, frères, par les compassions de Dieu, à offrir vos corps comme un sacrifice vivant, saint, agréable à Dieu, ce qui sera de votre part un culte raisonnable. Romains 12 : 1

Par lui, offrons sans cesse à Dieu un sacrifice de louange, c'est-à-dire le fruit de lèvres qui confessent son nom. Hébreux 13 : 15

L'expression de la reconnaissance c'est par le sacrifice d'action de grâces. Nous allons joindre nos paroles de remerciements aux actes.

Une façon bien plus pratique de poser un acte, agir pour réveiller la mémoire de Dieu en provoquant ainsi la manifestation de sa faveur. Ésaïe 43 : 26

Bâtir l'autel est une opportunité unique que Dieu nous donne de semer et de récolter plus que ce que nous avons semé. Nous semons en réalité pour nous-mêmes non pour Dieu.

Que chacun donne comme il l'a résolu en son cœur, sans tristesse ni contrainte ; car Dieu aime celui qui donne avec joie. 2 Corinthiens 9 : 7

Cette offrande va se matérialiser sous différentes formes selon la conduite du Saint-Esprit :

En prenant soin de la veuve et de l'orphelin, de l'étranger et du pauvre, en faisant un don ou en soutenant des organismes, des associations d'aide, des médias qui diffusent et valorisent la parole de Dieu, en offrant la Bible ou des livres édifiants, dans ton lieu de culte, auprès d'un serviteur de Dieu dont tu reconnais les actions en conformité avec la parole de Dieu.

Tu m'élèveras un autel de terre, sur lequel tu offriras tes holocaustes et tes sacrifices d'actions de grâces, tes brebis et tes bœufs.

Partout où je rappellerai mon nom, je viendrai à toi, et je te bénirai. Exode 20 : 24

L'Éternel apparut à Abram, et dit : Je donnerai ce pays à ta postérité. Et Abram bâtit là un autel à l'Éternel, qui lui était apparu. Genèse 12 : 7

Apprenez à faire le bien, recherchez la justice, protégez l'opprimé ; faites droit à l'orphelin, défendez la veuve. Ésaïe 1 : 17

Bénissons l'Eternel, notre Père en tout temps ; que sa louange soit toujours dans nos bouches. Psaume 34 : 2

Nous demandons, et nous ne recevons pas, parce que nous demandons mal, dans le but de satisfaire nos passions. Approprions-nous les Paroles de notre Père.

Créons une atmosphère ou simplement disposons-nous avant de commencer à prophétiser. Invitons ainsi le Saint Esprit dans le nom de Jésus-Christ, car nous ne savons pas ce qu'il nous convient de (parler) demander dans nos prières. Mais l'Esprit lui-même intercède par des soupirs inexprimables ;

SUR TA PAROLE ! Déclarez la Parole puis parlez en langue ou parlez avec l'intelligence selon que le Saint-Esprit vous conduit. Car notre Père connaît les mots exacts profonds de nos cœurs, de quoi nous avons besoin, avant que nous le lui demandions.

Voici donc comment nous devons prier :
Notre Père céleste ! Que la sainteté de ton nom soit respectée, que ton règne vienne, que ta volonté soit faite sur la terre comme au ciel.

Donne-nous aujourd'hui notre pain quotidien ; pardonne-nous nos offenses, comme nous aussi nous pardonnons à ceux qui nous ont offensés ; ne nous expose pas à la tentation, mais délivre-nous du mal, car c'est à toi qu'appartiennent, dans tous les siècles, le règne, la puissance et la gloire. Amen !

Ainsi en est-il de Sa parole, qui sort de notre bouche : Elle ne retourne point au Père sans effet, Sans avoir exécuté Sa volonté et accompli Ses desseins.
Ésaïe 55 : 11

Les paroles que tu nous dis sont esprit et vie.
Jean 6 : 63

Nous recevons, déclarons Tes paroles au nom de Jésus-Christ notre Sauveur et Seigneur.

Livret 1
Notre Père, qui es aux cieux

Aujourd'hui,
si vous entendez ma voix (Parole),
N'endurcissez pas vos cœurs
Hébreux 3 : 8

L'adoration est un choix, un pas d'obéissance, quelque soient les circonstances, les problèmes ou la saison que nous vivons.

Que je sois d'accord, ou pas d'accord. Que je le veuille ou non **Tu règnes**.

Je décide de venir devant *ton trône,* Je me prosterne pour t'adorer toi seul, il n'y a personne d'autre ni ici sur terre, ni dans le ciel, ni dans les ténèbres qui est semblable à toi Papa !

C'est à ce moment précis où vous êtes faibles, au bout du rouleau que vous êtes fort par votre Père. Au lieu de subir l'épreuve, regardons-la en face en nous fiant à la parole de notre Père qui correspond à notre saison.

Il est essentiel de garder à l'esprit une question : **Papa, que veux-tu m'apprendre dans cette épreuve ?** ce finira par booster ma foi en toi, m'apportera ta paix. J'en sortirai sûrement plus grand. Tu seras l'objet de mes louanges. Psaume 119 : 36

Maintenant !

Dans une atmosphère d'adoration, de louange et de méditation, conduits par le Saint Esprit, acceptons et déclarons sciemment avec conviction la vérité de la parole de Dieu. Eprouvez la vérité de ce que vous affirmez, déclenchez ainsi la vérité éternelle, inoubliable de la parole de notre Père.

Je vous le dis en vérité, si quelqu'un dit à cette montagne : Ote-toi de là et jette-toi dans la mer, et s'il ne doute point en son cœur, mais croit que ce qu'il dit arrive, il le verra s'accomplir. Marc 11 : 23

Dites à l'intérieur de vous ou déclarez à haute voix :

Portes, élevez vos linteaux ; Élevez-vous, portes éternelles ! Que le roi de gloire fasse son entrée !
Psaume 24 : 7

Mon âme, ma bouche, les ossements desséchés, les soucis, les infirmités, les problèmes, les pensées, le caractère, la peur, les maladies…

Ecoutez la Parole de mon Père, Aussi vrai que l'Eternel, mon Dieu, est vivant, je déclare !

Adoration

SUR TA PAROLE !

Ésaïe 25 :1

Eternel, tu es mon Dieu ;

je proclamerai ta grandeur,

je célébrerai ton nom,

car tu as accompli des merveilles.

Adoration

SUR TA PAROLE !

Ésaïe 25 :1

Eternel, tu es mon Dieu ;

je proclamerai ta grandeur,

je célébrerai ton nom,

car tu as accompli des merveilles.

SUR TA PAROLE ! **Apocalypse 1 : 8** Je suis l'Alpha et l'Oméga, le commencement et la fin, dit le Seigneur, Celui QUI EST, et QUI ÉTAIT, et QUI SERA, le Tout-puissant.

Notre Dieu tu es l'Alpha et l'Oméga, le commencement et la fin, le Seigneur, Celui QUI EST, et QUI ÉTAIT, et QUI SERA, le Tout-puissant.

SUR TA PAROLE ! **1 Chroniques 16 : 25** Car l'Éternel est grand, et digne de grandes louanges ; il est redoutable par-dessus tous les dieux.

Eternel, Tu es grand, et digne de grandes louanges ; tu es redoutable par-dessus tous les dieux.

SUR TA PAROLE ! **Actes 4 : 24** Lorsqu'ils l'eurent entendu, ils élevèrent à Dieu la voix tous ensemble et dirent : Seigneur, toi qui as fait le ciel, la terre, la mer, et tout ce qui s'y trouve,

C'est toi, Seigneur, qui as fait le ciel, la terre, la mer, et tout ce qui s'y trouve.

SUR TA PAROLE ! **Psaume 43 : 4** J'irai vers l'autel de Dieu, vers Dieu, ma joie et mon allégresse, et je te célébrerai sur la harpe, ô Dieu, mon Dieu !

Je viens vers ton autel, vers toi mon Dieu, ma joie et mon allégresse, et je te célèbre avec ma voix et mes instruments, ô Dieu, mon Dieu !

SUR TA PAROLE ! **Psaume 95 : 6** Venez, prosternons-nous et humilions-nous, Fléchissons le genou devant l'Eternel, notre créateur !

Je viens, je me prosterne et je m'humilie, je fléchis le genou devant toi Éternel, mon créateur !

SUR TA PAROLE ! **Psaume 19 : 2** Tous les cieux proclament combien Dieu est glorieux, l'étendue céleste publie l'œuvre de ses mains.

Tous les cieux proclament combien tu es glorieux, l'étendue céleste publie l'œuvre de tes mains.

SUR TA PAROLE ! **Psaume 119 : 137** Eternel, tu es juste, et tes décrets sont équitables.

Eternel tu es juste, et tes décrets sont équitables.

SUR TA PAROLE ! **Psaume 47 : 2-3** Vous, tous les peuples, battez des mains ! Poussez vers Dieu des cris de joie ! Car l'Eternel, lui, le Très-Haut, est redoutable, c'est le grand Roi du monde entier.

Nous battons des mains ! Nous poussons vers toi notre Dieu des cris de joie ! Car Éternel, le Très-Haut, tu es redoutable, tu es le grand Roi du monde entier.

SUR TA PAROLE ! **Psaume 29 : 2** Oui, célébrez la gloire du nom de l'Eternel, et prosternez-vous devant lui parés de sainteté !

Oui nous célébrons la gloire de ton nom Eternel, et nous nous prosternons devant toi parés de sainteté !

SUR TA PAROLE ! **Psaume 45 : 7** Ton trône, ô Dieu, est éternel. Le sceptre de ton règne est un sceptre de justice.

Ton trône, ô Dieu, est éternel. Le sceptre de ton règne est un sceptre de justice.

SUR TA PAROLE ! **Psaume 145 : 17** L'Eternel est juste dans tous ses desseins, il est plein d'amour dans tout ce qu'il fait.

Eternel tu es juste dans tous tes desseins, tu es plein d'amour dans tout ce que tu fais.

SUR TA PAROLE ! **Psaume 138 : 7** Si je passe par la détresse, tu préserves ma vie face à la furie de mes ennemis ; tu interviens pour me sauver.

Si nous passons par la détresse, tu préserves nos vies face à la furie de nos ennemis ; tu interviens pour nous sauver.

SUR TA PAROLE ! **Ésaïe 49 : 26** ...Toute chair saura que je suis l'Éternel, ton sauveur, et ton rédempteur, le Puissant de Jacob.

Toute chair saura que Tu es l'Eternel, notre sauveur, et notre rédempteur, le Puissant de Jacob.

SUR TA PAROLE ! **Psaume 69 : 35** Que le ciel et la terre le célèbrent, ainsi que les mers et tout ce qui y vit,

Que le ciel et la terre te célèbrent, toi le créateur, ainsi que les mers et tout ce qui y vit !

SUR TA PAROLE ! **Job 26 : 7** C'est lui qui déploie le nord sur le vide, qui suspend la terre sur le vide.

C'est toi qui déploie le nord sur le vide, qui suspend la terre sur le vide.

SUR TA PAROLE ! **Exode 15 : 1-2** Je chanterai à l'Eternel, car il a fait éclater sa gloire ; Il a précipité dans la mer le cheval et son cavalier. L'Eternel est ma force et le sujet de mes louanges ; C'est lui qui m'a sauvé. Il est mon Dieu : je le célèbrerai ; Il est le Dieu de mon père : je l'exalterai. L'Eternel est un vaillant guerrier, L'Eternel est son nom.

Je chante pour toi Éternel, car tu as fait éclater ta gloire... Éternel tu es ma force et le sujet de mes louanges ; C'est toi qui nous as sauvés. Tu es notre Dieu... Nous t'exaltons. Eternel tu es notre vaillant guerrier, L'Eternel est ton nom.

SUR TA PAROLE ! **Psaume 16 : 2** Tu es mon maître, et tout mon bonheur est en toi.

Tu es mon maître, et tout mon bonheur est en toi.

SUR TA PAROLE ! **Néhémie 9 : 6** C'est toi, Eternel, toi qui es l'unique ! Tu as fait le ciel, les cieux les plus élevés et tous les astres qui s'y trouvent ! Tu as créé la terre et tout ce qui est dessus, les mers et tout ce qu'elles renferment. Tu donnes la vie à tous les êtres, et l'armée céleste se prosterne devant toi.

Éternel c'est toi qui es l'unique ! Tu as fait le ciel, les cieux les plus élevés et tous les astres qui s'y trouvent ! Tu as créé la terre et tout ce qui est dessus, les mers et tout ce qu'elles renferment. Tu donnes la vie à tous les êtres, et l'armée céleste se prosterne devant toi.

SUR TA PAROLE ! **2 Pierre 1 : 3** Par sa puissance, en effet, Dieu nous a donné tout ce qu'il faut pour vivre dans l'attachement au Seigneur...

Par ta puissance, notre Dieu, tu nous as donné tout ce qu'il faut pour vivre en nous attachant à toi Seigneur...

SUR TA PAROLE ! **Psaume 145 : 9** L'Eternel est bon envers tous les hommes et plein de tendresse pour toutes les créatures.

Eternel Tu es bon envers tous les hommes et plein de tendresse pour toutes les créatures.

SUR TA PAROLE ! **Psaume 107 : 8-9** Qu'ils louent donc l'Eternel pour son amour, pour ses miracles en faveur des hommes ! Car il a satisfait l'âme altérée, Il a comblé de biens l'âme affamée.

Je te loue pour ton amour, pour tes miracles en notre faveur ! Car tu satisfais nos âmes altérées, tu combles de biens nos âmes affamées.

SUR TA PAROLE ! **Psaume 25 : 8** L'Eternel est bon et droit, c'est pourquoi il montre aux pécheurs la voie à suivre.

Eternel tu es bon et droit, c'est pourquoi tu nous montres la voie à suivre.

SUR TA PAROLE ! **Psaume 138 : 8** Eternel, ton amour dure à toujours. N'abandonne donc pas tes créatures !

Eternel, ton amour dure à toujours. Tu ne nous abandonnes pas, nous tes créatures !

SUR TA PAROLE ! **Lamentations 3 : 25** L'Eternel est plein de bonté pour ceux qui ont confiance en lui, pour ceux qui se tournent vers lui.

Tu es plein de bonté pour nous qui avons confiance en toi, pour nous qui nous tournons vers toi.

SUR TA PAROLE ! **Psaume 104 : 33-34** Je veux chanter pour l'Eternel ma vie durant, célébrer mon Dieu en musique tant que j'existerai. Que mon poème lui soit agréable ! Moi, j'ai ma joie en l'Eternel.

Je veux chanter pour toi Eternel durant toute ma vie, te célébrer mon Dieu en musique tant que j'existerai. Que mon poème te soit agréable ! Ma joie est en toi Eternel.

SUR TA PAROLE ! **Psaume 52 : 11** Je te célébrerai toujours pour ce que tu as fait. Je veux m'attendre à toi, car ta bonté se manifeste à tes fidèles.

Je te célébrerai toujours pour ce que tu as fait. Nous nous attendons à toi, car ta bonté se manifeste à nous tes fidèles.

SUR TA PAROLE ! **Ésaïe 57 : 18-19** J'ai bien vu sa conduite, mais je le guérirai et je le conduirai, je le consolerai, lui et ses affligés. Je créerai sur leurs lèvres des hymnes de louange. Paix, paix à qui est loin comme à ceux qui sont près, déclare l'Eternel. Oui, je le guérirai.

Tu as bien vu notre conduite, mais tu nous guéris et tu nous conduis, tu nous consoles, nous les affligés. Tu crées sur nos lèvres des hymnes de louange. Paix, paix à qui est loin comme à ceux qui sont près, est ce que tu déclares Eternel. Oui, tu nous guéris.

SUR TA PAROLE ! **Jérémie 31 : 13** Alors les jeunes filles danseront de joie, de même que les jeunes gens et les vieillards. Et je transformerai leur deuil en allégresse, je les consolerai de leurs chagrins, oui, je les réjouirai.

Nous dansons de joie, de même que les jeunes gens et les vieillards. Car tu transformes nos deuils en allégresse, tu nous consoles de nos chagrins, oui, tu nous réjouis.

SUR TA PAROLE ! **Psaume 139 : 14** Merci d'avoir fait de moi une créature aussi merveilleuse : tu fais des merveilles, et je le reconnais bien.

Merci d'avoir fait de moi une créature aussi merveilleuse : tu fais des merveilles, et je le reconnais bien.

SUR TA PAROLE ! **Psaume 67 : 5** Que les nations jubilent et qu'elles chantent dans l'allégresse, car c'est avec justice que tu juges le monde, et c'est avec droiture que tu juges les peuples.

Que les nations jubilent et qu'elles chantent dans l'allégresse, car c'est avec justice que tu juges le monde, et c'est avec droiture que tu juges les peuples.

SUR TA PAROLE ! **Psaume 9 : 2-3** Je veux te glorifier, ô Eternel, de tout mon cœur, je veux raconter tes merveilles. Par toi, j'exulte d'allégresse, je te célèbre par des chants, ô Dieu très-haut.

Je veux te glorifier, ô Eternel, de tout mon cœur, je veux raconter tes merveilles. Par toi, j'exulte d'allégresse, je te célèbre par des chants, ô Dieu très-haut.

SUR TA PAROLE ! **1 Pierre 1 : 3** Loué soit Dieu, le Père de notre Seigneur Jésus-Christ. Dans son grand amour, il nous a fait naître à une vie nouvelle, grâce à la résurrection de Jésus-Christ d'entre les morts, pour nous donner une espérance vivante.

Loué sois-tu notre Dieu, le Père de notre Seigneur Jésus-Christ. Dans ton grand amour, tu nous as fait naître à une vie nouvelle, grâce à la résurrection de Jésus-Christ d'entre les morts, pour nous donner une espérance vivante.

SUR TA PAROLE ! **Job 33 : 12** Car Dieu est plus grand qu'un homme.

Mon Dieu, tu es plus grand qu'un homme

SUR TA PAROLE ! **Galates 4 : 6-7** …Dieu a envoyé dans vos cœurs l'Esprit de son Fils, lequel crie : Abba ! Père ! Ainsi tu n'es plus esclave mais fils ; et si tu es fils tu es aussi héritier de Dieu par Christ.

Tu as envoyé dans nos cœurs l'Esprit de ton Fils, lequel crie : Abba ! Père ! Ainsi je ne suis plus esclave mais fils/fille et je suis aussi héritier/e de Dieu par Christ.

SUR TA PAROLE ! **Psaume 66 : 2** Chantez sa gloire ! Honorez-le par vos louanges !

Nous chantons ta gloire ! Nous t'honorons par nos louanges !

SUR TA PAROLE ! **Psaume 139 : 17** Combien tes desseins, ô Dieu, sont pour moi, impénétrables, et comme ils sont innombrables ! Si je les comptais, ils seraient bien plus nombreux que les grains de sable sur les bords des mers. Voici, je m'éveille, je suis encore avec toi.

Combien tes desseins, ô Dieu, sont pour moi, impénétrables, et comme ils sont innombrables ! Si je les comptais, ils seraient bien plus nombreux que les grains de sable sur les bords des mers. Je m'éveille, je suis encore avec toi.

Qu'il nous soit fait selon Ta Parole

Je te fais confiance

Reconnaissance
Actions de Grâce

Reconnaissance
Actions de Grâce

SUR TA PAROLE ! **Ezéchiel 37 : 13** Vous reconnaitrez que je suis l'Eternel, lorsque j'ouvrirai vos tombes et que je vous ferai remonter de vos tombes, ô mon peuple !

Nous reconnaissons que tu es l'Eternel, lorsque tu ouvres nos tombes et que tu nous fais remonter de nos tombes (problèmes…) !

SUR TA PAROLE ! **Genèse 12 : 3** Je bénirai ceux qui te béniront, et je maudirai ceux qui te maudiront ;

Tu bénis ceux qui nous bénissent, et tu maudis ceux qui nous maudissent ;

SUR TA PAROLE ! **Ezéchiel 37 : 14** Je mettrai mon esprit en vous, et vous vivrez ; je vous rétablirai dans votre pays, et vous saurez que moi, l'Éternel, j'ai parlé et agi, dit l'Éternel.

Notre Père nous avons ton esprit en nous, et nous vivons ; tu nous rétablis dans notre pays, et nous savons que toi l'Éternel, tu as parlé et agi.

SUR TA PAROLE ! **Psaume 139 : 15** Mon corps n'était pas caché à tes yeux quand, dans le secret, je fus façonné et tissé comme dans les profondeurs de la terre.

Mon corps n'était pas caché à tes yeux quand, dans le secret, je fus façonné et tissé comme dans les profondeurs de la terre.

SUR TA PAROLE ! **Genèse 12 : 2** Je ferai de toi une grande nation, et je te bénirai ; je rendrai ton nom grand, et tu seras une source de bénédiction.

Nous déclarons que tu fais de nous une grande nation, et tu nous bénis ; tu rends notre nom grand, et nous sommes une source de bénédiction.

SUR TA PAROLE ! **Lamentations 3 : 25** L'Éternel a de la bonté pour qui espère en lui, Pour l'âme qui le cherche.

Éternel tu as de la bonté pour nous qui espérons en toi, Pour nos âmes qui te cherchent.

SUR TA PAROLE ! **Psaume 139 : 14** Je te loue d'avoir fait de moi une créature aussi merveilleuse : tu fais des merveilles, et je le reconnais bien.

Je te loue d'avoir fait de moi une créature aussi merveilleuse : tu fais des merveilles, et je le reconnais bien.

SUR TA PAROLE ! **Genèse 27 : 28** Que Dieu te donne de la rosée du ciel Et de la graisse de la terre, Du blé et du vin en abondance !

Notre Dieu tu nous donnes de la rosée du ciel Et de la graisse de la terre, Du blé et du vin en abondance !

SUR TA PAROLE ! **Psaume 17 : 6** Dieu, je t'appelle car tu réponds. Prête l'oreille, écoute-moi !

Notre Dieu, nous t'appelons car tu réponds. Tu prêtes l'oreille, tu nous écoutes !

SUR TA PAROLE ! **Lévitique 26 : 3-4** Si vous suivez mes lois, si vous gardez mes commandements et les mettez en pratique, je vous enverrai des pluies en leur saison, la terre donnera ses produits, et les arbres des champs donneront leurs fruits.

Nous suivons tes lois et gardons tes commandements, nous les mettons en pratique et, tu nous envoies des pluies en leur saison, la terre nous donne ses produits, et les arbres des champs leurs fruits.

SUR TA PAROLE ! **Nombres 14 : 8** Si l'Éternel nous est favorable, il nous mènera dans ce pays, et nous le donnera : c'est un pays où coulent le lait et le miel.

Éternel tu nous es favorable, tu nous mènes dans ce pays et tu nous le donnes : c'est un pays où coulent le lait et le miel.

SUR TA PAROLE ! **Nombres 6 : 25-26** Que l'Éternel fasse luire sa face sur toi, et qu'il t'accorde sa grâce ! Que l'Éternel tourne sa face vers toi, et qu'il te donne la paix !

Eternel tu fais luire ta face sur nous et tu nous accordes ta grâce ! Eternel, tu tournes ta face vers nous, et tu nous donnes ta paix !

SUR TA PAROLE ! **Josué 1 : 13** Rappelez-vous ce que vous a prescrit Moïse, serviteur de l'Éternel, quand il a dit : L'Éternel, votre Dieu, vous a accordé du repos, et vous a donné ce pays.

Éternel notre Dieu, tu nous as accordé du repos, et tu nous donnes ce pays.

SUR TA PAROLE ! **Psaume 37 : 4** En Dieu, mets ta joie et il comblera les vœux de ton cœur.

En toi, notre Dieu, nous mettons notre joie et tu combles les vœux de nos cœurs.

SUR TA PAROLE ! **Psaume 139 : 13** Tu m'as fait ce que je suis.

Tu m'as fait ce que je suis.

SUR TA PAROLE ! **Hébreux 12 : 28** C'est pourquoi, recevant un royaume inébranlable, montrons notre reconnaissance en rendant à Dieu un culte qui lui soit agréable, avec piété et avec crainte.

Nous sommes reconnaissants, parce que nous avons reçu le Royaume inébranlable (la vie inébranlable). Nous manifestons cette reconnaissance en te rendant notre Dieu un culte qui t'est agréable, avec respect et crainte.

SUR TA PAROLE ! **1 Chroniques 16 : 34** Célébrez l'Eternel car il est bon, car son amour dure à toujours.

Nous te célébrons Eternel car tu es bon, ton amour dure à toujours.

SUR TA PAROLE ! **Exode 20 : 2** Je suis l´Éternel, ton Dieu, qui t´ai fait sortir du pays d´Égypte, de la maison de servitude.

Éternel tu es notre Dieu, tu nous as fait sortir du pays d´Égypte, de la maison de servitude.

SUR TA PAROLE ! **Psaume 90 : 14** Rassasie-nous tous les matins de ton amour, et nous crierons de joie, pleins d'allégresse, tout au long de nos jours.

Tu nous rassasies tous les matins de ton amour, et nous crions de joie, pleins d'allégresse, tout au long de nos jours.

SUR TA PAROLE ! **Éphésiens 5 : 18-19** Ne vous enivrez pas de vin : c'est de la débauche. Soyez, au contraire, remplis de l'Esprit ; entretenez-vous par des psaumes, par des hymnes, et par des cantiques spirituels, chantant et célébrant de tout votre cœur les louanges du Seigneur ;

Nous ne nous enivrons pas de vin : c'est de la débauche. Nous sommes au contraire, remplis de l'Esprit ; nous nous entretenons par des psaumes, par des hymnes, et par des cantiques spirituels, chantant et célébrant de tout notre cœur les louanges du Seigneur ;

SUR TA PAROLE ! **Psaume 66 : 5** Venez et contemplez les œuvres de Dieu ! il est redoutable quand il agit sur les humains.

Nous venons et contemplons tes œuvres notre Dieu (Papa) ! Tu es redoutable quand tu agis sur les humains.

SUR TA PAROLE ! **Jean 17 : 7** Maintenant, ils ont reconnu que tout ce que tu m'as donné vient de toi.

Maintenant, nous reconnaissons que tout ce que tu nous as donné vient de toi.

SUR TA PAROLE ! **Psaume 27 : 13** Que deviendrais-je si je n'avais pas l'assurance de voir l'amour de l'Eternel au pays des vivants ?

Que deviendrais-je si je n'avais pas l'assurance Eternel de voir l'amour au pays des vivants?

SUR TA PAROLE ! **Psaume 46 : 11** Reconnaissez-moi pour Dieu. Je triomphe des nations, je triomphe sur la terre.

Nous te reconnaissons pour Dieu. Tu triomphes des nations, tu triomphes sur la terre.

SUR TA PAROLE ! **Job 10 : 12** C'est toi qui m'as donné la vie, tu m'as accordé ta faveur, et tes soins vigilants ont préservé mon souffle.

C'est toi qui nous as donné la vie, tu nous as accordé ta faveur, et tes soins vigilants ont préservé notre souffle.

SUR TA PAROLE ! **Psaume 68 : 20** Béni soit le Seigneur chaque jour ! Quand on nous accable, Dieu nous délivre.

Seigneur nous te bénissons chaque jour ! Quand on nous accable, notre Dieu (Papa) tu nous délivres.

SUR TA PAROLE ! **Tite 3 : 5** il nous a sauvés, non à cause des œuvres de justice que nous aurions faites, mais selon sa miséricorde, par le baptême de la régénération et le renouvellement du Saint-Esprit,

Tu nous as sauvés, non à cause des œuvres de justice que nous aurions faites, mais selon ta miséricorde, par le baptême de la régénération et le renouvellement du Saint-Esprit,

SUR TA PAROLE ! **Éphésiens 5 : 20** Rendez continuellement grâces pour toutes choses à Dieu le Père, au nom de notre Seigneur Jésus Christ,

Nous te rendons continuellement grâces pour toutes choses notre Dieu notre Père, au nom de notre Seigneur Jésus Christ,

SUR TA PAROLE ! **Psaume 40 : 6** Tu as multiplié, Éternel, mon Dieu ! Tes merveilles et tes desseins en notre faveur ; Nul n'est comparable à toi ; Je voudrais les publier et les proclamer, Mais leur nombre est trop grand pour que je les raconte.

Eternel notre Dieu tu as multiplié tes merveilles et tes desseins en notre faveur ; Nul n'est comparable à toi ; Je les publierai et les proclamerai, Mais leur nombre est trop grand pour que je les raconte tous.

SUR TA PAROLE ! **Luc 1 : 50** …et sa bonté s'étend de génération en génération sur ceux qui le craignent.

Ta bonté s'étend de génération en génération sur ceux qui te craignent.

SUR TA PAROLE ! **Psaume 92 : 1-2** Il est beau de louer l'Éternel, Et de célébrer ton nom, ô Très Haut ! D'annoncer le matin ta bonté, Et ta fidélité pendant les nuits,

Il est beau de te louer Éternel, Et de célébrer ton nom, ô Très Haut ! D'annoncer le matin ta bonté, Et ta fidélité pendant les nuits,

SUR TA PAROLE ! **Daniel 2 : 23** Dieu de mes pères, je te glorifie et je te loue de ce que tu m´as donné la sagesse et la force, et de ce que tu m´as fait connaître ce que nous t´avons demandé, de ce que tu nous as révélé le secret du roi.

Notre Dieu notre Père nous te glorifions et nous te louons de ce que tu nous as donné la sagesse et la force, et de ce que tu nous fais connaître ce que nous te demandons, de ce que tu nous révèles les secrets du Roi.

SUR TA PAROLE ! **Psaume 34 : 9** Sentez et voyez combien l´Éternel est bon ! Heureux l´homme qui cherche en lui son refuge !

Nous sentons et voyons combien tu es bon ! Nous sommes heureux alors que nous cherchons en toi notre refuge !

SUR TA PAROLE ! **Psaume 9 : 1-2** Je louerai l'Éternel de tout mon cœur, Je raconterai toutes tes merveilles. Je ferai de toi le sujet de ma joie et de mon allégresse, Je chanterai ton nom, Dieu Très Haut !

Nous te louons Éternel de tout notre cœur, nous racontons toutes tes merveilles. Nous faisons de toi le sujet de notre joie et de notre allégresse, nous chantons ton nom, Dieu Très Haut !

SUR TA PAROLE ! **Éphésiens 2 : 6** Par notre union avec Jésus-Christ, Dieu nous a ressuscités ensemble et nous a fait siéger ensemble dans le monde céleste.

Par notre union avec Jésus-Christ, notre Dieu tu nous as ressuscités ensemble et tu nous as fait siéger ensemble dans le monde céleste.

SUR TA PAROLE ! **Psaume 30 : 12-13** Tu as transformé mes pleurs en une danse de joie, et tu as ôté mes habits de deuil pour me revêtir d'un habit de fête, afin que, de tout mon cœur, et sans me lasser, je te chante. Eternel, mon Dieu, je te louerai à jamais.

Tu as transformé nos pleurs en une danse de joie, et tu as ôté nos habits de deuil pour nous revêtir d'un habit de fête, afin que, de tout notre cœur, et sans nous lasser, nous te chantions. Eternel, notre Dieu, nous te louerons à jamais.

SUR TA PAROLE ! **Psaume 145 : 8** L'Eternel est plein de grâce et de compassion, lent à la colère et riche en amour.

Tu es plein de grâce et de compassion, lent à la colère et riche en amour.

SUR TA PAROLE ! **Ecclésiaste 2 : 24** Il n'y a donc rien de mieux à faire pour l'homme que de manger, de boire et de jouir du bonheur au milieu de son labeur. Mais j'ai constaté que cela aussi dépend de Dieu.

Il n'y a donc rien de mieux à faire pour l'homme que de manger, de boire et de jouir du bonheur au milieu de son labeur. Mais nous constatons que cela aussi dépend de toi notre Dieu.

SUR TA PAROLE ! **Psaume 103 : 5** …et qui te comble de bonheur tout au long de ton existence ; et ta jeunesse, comme l'aigle, prend un nouvel essor.

C'est toi qui nous combles de bonheur tout au long de notre existence ; et, notre jeunesse, comme l'aigle, prend un nouvel essor.

SUR TA PAROLE ! **Psaume 30 : 11-12** Et tu as changé mes lamentations en allégresse, Tu as délié mon sac, et tu m´as ceint de joie, Afin que mon cœur te chante et ne soit pas muet. Éternel, mon Dieu ! Je te louerai toujours.

Tu as changé nos lamentations en allégresse, Tu as délié nos sacs, et tu nous as ceints de joie, Afin que nos cœurs te chantent et ne soient pas muets. Éternel, notre Dieu ! Nous te louerons toujours.

SUR TA PAROLE ! **Psaume 107 : 8-9** Qu'ils louent donc l'Eternel pour son amour, pour ses miracles en faveur des hommes ! Il a désaltéré les assoiffés, il a comblé de biens les affamés.

Nous te louons Eternel pour ton amour, pour tes miracles en faveur de nous les hommes ! Tu nous as désaltérés nous les assoiffés, tu as comblé de biens les affamés.

SUR TA PAROLE ! **Jean 1 : 12-13** Certains pourtant l'ont accueilli ; ils ont cru en lui. A tous ceux-là, il a accordé le privilège de devenir enfants de Dieu. Ce n'est pas par une naissance naturelle, ni sous l'impulsion d'un désir, ou encore par la volonté d'un homme, qu'ils le sont devenus ; mais c'est de Dieu qu'ils sont nés.

Nous t'avons accueilli ; nous avons cru en toi. Tu nous as accordé le privilège de devenir tes enfants. Ce n'est pas par une naissance naturelle, ni sous l'impulsion d'un désir, ou encore par la volonté d'un homme, que nous le sommes devenus ; mais c'est de toi notre Dieu (Papa) que nous sommes nés.

SUR TA PAROLE ! **Psaume 116 : 5** L'Eternel nous fait grâce et notre Dieu est juste. Il est plein de bonté.

Eternel tu nous fais grâce et, tu es juste. Tu es plein de bonté.

SUR TA PAROLE ! **Psaume 66 : 5** Venez voir ce que Dieu a fait, car ses actions sont imposantes en faveur des humains

Nous voyons ce que tu fais notre Dieu, car tes actions sont imposantes en notre faveur de nous les humains

SUR TA PAROLE ! **1 Rois 17 : 1** L'Eternel est vivant, le Dieu d'Israël, devant qui je me tiens !

Eternel tu es vivant, toi le Dieu d'Israël, devant qui je me tiens !

SUR TA PAROLE ! **Lamentations 3 : 22** car les bontés de l'Eternel ne sont pas à leur terme et ses tendresses ne sont pas épuisées.

Eternel tes bontés ne sont pas à leur terme et tes tendresses ne sont pas épuisées.

SUR TA PAROLE ! **Psaume 5 : 8** Mais moi, par ta grande miséricorde, je vais à ta maison, Je me prosterne dans ton saint temple avec crainte.

C'est par ta grande miséricorde, que nous allons dans ta maison, et que nous nous prosternons dans ton saint temple avec crainte.

SUR TA PAROLE ! **Psaume 19 : 15** Veuille agréer mes paroles, reçois favorablement ce qu'a médité mon cœur, ô Eternel, mon Rocher, mon Libérateur.

Tu agrées mes paroles, Tu reçois favorablement ce qu'a médité mon cœur, ô Eternel, mon Rocher, mon Libérateur.

SUR TA PAROLE ! **Deutéronome 32 : 4** Il est comme un rocher, ses œuvres sont parfaites, tout ce qu'il fait est juste. Il est un Dieu fidèle qui ne commet pas d'injustice, c'est un Dieu juste et droit.

Tu es un rocher, tes œuvres sont parfaites, tout ce que tu fais est juste. Tu es un Dieu fidèle qui ne commet pas d'injustice, tu es un Dieu juste et droit

SUR TA PAROLE ! **Jean 1 : 16** Nous avons tous été comblés de ses richesses. Il a déversé sur nous une grâce après l'autre.

Nous avons tous été comblés de tes richesses. Tu as déversé sur nous une grâce après l'autre.

SUR TA PAROLE ! **Psaume 19 : 9** Les ordonnances de l'Éternel sont droites, elles réjouissent le cœur ; les commandements de l'Éternel sont purs, ils éclairent les yeux.

Eternel tes ordonnances sont droites, elles réjouissent nos cœurs ; Tes commandements, sont purs, ils éclairent nos yeux.

SUR TA PAROLE ! **2 Timothée 1 : 8-10** N'aie donc pas honte de rendre témoignage au sujet de notre Seigneur… Au contraire, souffre avec moi pour l'Evangile selon la force que Dieu donne.

Nous n'avons pas honte de rendre témoignage à ton sujet Seigneur... Au contraire, nous souffrons pour l'Evangile selon la force que tu nous donnes notre Dieu.

SUR TA PAROLE ! **2 Corinthiens 8 : 9** Car vous savez comment notre Seigneur Jésus-Christ a manifesté sa grâce envers nous : lui qui était riche, il s'est fait pauvre pour vous afin que par sa pauvreté vous soyez enrichis.

Nous savons comment notre Seigneur Jésus-Christ tu as manifesté ta grâce envers nous : toi qui étais riche, tu t'es fait pauvre pour nous afin que par ta pauvreté nous soyons enrichis.

SUR TA PAROLE ! **Actes 2 : 26-28** Voilà pourquoi mon cœur est plein de joie et pourquoi mes paroles débordent d'allégresse. Même mon corps reposera dans l'espérance ; tu ne m'abandonneras pas dans le séjour des morts : tu ne laisseras pas ton serviteur fidèle se décomposer dans la tombe. Car tu m'as fait connaître le chemin de la vie, et tu me combleras de joie en ta présence.

Notre cœur est plein de joie et nos paroles débordent d'allégresse. Même notre corps reposera dans l'espérance ; tu ne nous abandonneras pas dans le séjour des morts : tu ne nous laisseras pas, nous tes serviteurs fidèles, nous décomposer dans la tombe. Car tu nous as fait connaître le chemin de la vie, et tu nous combles de joie en ta présence.

SUR TA PAROLE ! **Romains 5 : 1-2** Puisque nous avons été déclarés justes en raison de notre foi, nous sommes en paix avec Dieu grâce à notre Seigneur Jésus-Christ. Par lui, nous avons eu accès, au moyen de la foi, à ce don gratuit de Dieu dans lequel nous nous trouvons désormais établis ; et notre fierté se fonde sur l'espérance d'avoir part à la gloire de Dieu.

Nous avons été déclarés justes en raison de notre foi, nous sommes en paix avec toi grâce à notre Seigneur Jésus-Christ. Par lui, nous avons accès, au moyen de la foi, à ce don gratuit dans lequel nous nous trouvons désormais établis ; et notre fierté se fonde sur l'espérance d'avoir part à ta gloire notre Dieu.

Qu'il nous soit fait selon Ta Parole
Je te fais confiance

Aujourd'hui,
J'ai entendu ta voix (Parole),
Mon cœur n'est pas endurci
Hébreux 3 : 8

Je fais le choix d'accorder de la valeur à ta Parole

Livret 1
Notre Père, qui es aux cieux,

AMEN, AMEN, AMEN
LA CERTITUDE DE TON EXAUCEMENT

Nos problèmes, blessures intérieures nous obligent à regarder vers nous, à fixer notre attention sur nos drames. La louange nous conduit à regarder vers Dieu, à le remercier pour ce qu'il est, pour sa Parole, pour ses bontés, pour sa fidélité, pour son amour et nous donne la certitude de son exaucement.

Ton exaucement est certain comme la certitude que tu as de voir le soleil se lever tous les matins pour accomplir sa mission prophétisée par la Parole de Dieu dès le commencement.

Prononçons la Parole, encore et encore la Parole, et : la Parole se fera chair.

"Nous prierons sans cesse"

1 Thessaloniciens 5 : 17

Nous ne nous relâchons pas.

Luc 18 : 1

SUR TA PAROLE ! **Jérémie 1 : 12** Eh bien, je veille sur ma parole pour accomplir ce que j'ai dit ;

Tu veilles sur ta parole pour accomplir ce que tu as dit ;

SUR TA PAROLE ! **Esaïe 58 : 9** Alors tu appelleras, et l'Éternel répondra ; Tu crieras, et il dira : Me voici !

Eternel lorsque nous t'appelons, tu nous réponds ; nous crions, et tu nous dis : me voici !

SUR TA PAROLE ! **Jérémie 29 : 12** Alors vous m'invoquerez et vous viendrez m'adresser vos prières, et je vous exaucerai.

Alors que nous t'invoquons et venons t'adresser nos prières, tu nous exauces.

SUR TA PAROLE ! **Ésaïe 65 : 24** Avant qu'ils m'invoquent, je répondrai ; Avant qu'ils aient cessé de parler, j'exaucerai.

Avant que nous t'invoquions, Tu réponds ; Avant que nous ne cessions de parler, Tu nous exauces.

SUR TA PAROLE ! **Psaume 6 : 10** L'Eternel exauce mes supplications. L'Eternel accueille ma prière.

Eternel tu exauces nos supplications et tu accueilles nos prières.

SUR TA PAROLE ! **1 Pierre 1 : 21** Que votre foi et votre espérance soient en Dieu.

Ma foi et mon espérance sont en toi mon Dieu (mon Papa)

SUR TA PAROLE ! **Romains 8 : 32** Lui, qui n'a point épargné son propre Fils, mais qui l'a livré pour nous tous, comment ne nous donnera-t-il pas aussi toutes choses avec lui ?

Toi, qui n'as point épargné ton propre Fils, que tu as livré pour nous tous, comment ne nous donneras-tu pas aussi toutes choses avec toi ?

SUR TA PAROLE ! **Psaume 28 : 6** Loué soit l'Eternel, car il m'exauce lorsque je le supplie.

Nous te louons Eternel, car tu nous exauces lorsque nous te supplions.

SUR TA PAROLE ! **2 Thessaloniciens 3 :16** Que le Seigneur de la paix vous donne lui-même la paix en tout temps, de toute manière !

Que le Seigneur de la paix nous donne lui-même la paix en tout temps, de toute manière !

SUR TA PAROLE ! **2 Samuel 7 : 25** Eternel Dieu, fais subsister pour toujours la parole que tu as prononcée sur ton serviteur et sur sa maison, et agis selon ta parole.

Eternel Dieu, fais subsister pour toujours la parole que tu as prononcée sur moi ton serviteur et sur ma maison, et agis selon ta parole.

SUR TA PAROLE ! **1 Jean 5 : 14** Voici l'assurance que nous avons auprès de lui : si nous demandons quelque chose selon sa volonté, il nous écoute. Et si nous savons qu'il nous écoute, quoi que ce soit que nous demandions, nous savons que nous possédons ce que nous lui avons demandé.

Voici l'assurance que nous avons auprès de toi : si nous demandons quelque chose selon ta volonté, tu nous écoutes. Et si nous savons que tu nous écoutes, quoi que ce soit que nous te demandions, nous savons que nous possédons ce que nous t'avons demandé.

SUR TA PAROLE ! **Psaume 65 : 6** Par des interventions redoutables, avec justice, Tu nous réponds, Dieu de notre salut,

Par des interventions redoutables, avec justice, Tu nous réponds, Dieu de notre salut,

SUR TA PAROLE ! **2 Samuel 7 : 28** Maintenant, Seigneur Eternel, c'est toi qui es Dieu, tes paroles sont vérité, et tu as annoncé ce bienfait à ton serviteur.

Maintenant, Seigneur Eternel, c'est toi qui es Dieu, tes paroles sont vérité, et tu m'as annoncé ce bienfait à moi ton serviteur.

SUR TA PAROLE ! **Psaume 138 : 7** Oui, l'Eternel achèvera son œuvre en ma faveur.

Oui, Eternel tu achèves ton œuvre en notre faveur.

SUR TA PAROLE ! **Romains 8 : 28** Nous savons en outre que Dieu fait concourir toutes choses au bien de ceux qui l'aiment, de ceux qui ont été appelés conformément au plan divin.

Nous savons en outre notre Dieu, que tu fais concourir toutes choses pour notre bien pour nous qui t'aimons, nous qui avons été appelés conformément à ton plan divin.

SUR TA PAROLE ! **2 Samuel 7 : 29** Car c'est toi, Seigneur Eternel, qui as parlé, et par ta bénédiction la maison de ton serviteur sera bénie éternellement.

Car c'est toi, Seigneur Eternel, qui as parlé, et par ta bénédiction la maison de ton serviteur sera bénie éternellement.

SUR TA PAROLE ! **Josué 3 : 10** A ceci vous reconnaitrez que le Dieu vivant est au milieu de vous.

A ceci nous reconnaitrons que le Dieu vivant (Papa) est au milieu de nous.

Les paroles de notre Père sont esprit et vie.
Jean 6 : 63

Papa, tu as entendu nos prières, tu as vu nos larmes. Ésaïe 38 : 4-5

Tu nous connais par nos noms et nous avons trouvé grâce à tes yeux. Exode 33 : 12

SUR TA PAROLE ! **1 Thessaloniciens 5 : 24** Celui qui vous a appelés est fidèle, et c'est lui qui le fera

C'est toi qui nous as appelés, tu es fidèle, et c'est toi qui le feras (accompliras ce que tu nous as dit)

Tu fais pour nous toute chose bonne en ton temps ; Ecclésiaste 3 : 11

SUR TA PAROLE ! 2 **Jean 1 : 3** La grâce, la miséricorde et la paix seront avec nous de la part de Dieu le Père et de la part de Jésus-Christ, le Fils du Père, dans la vérité et l'Amour.

La grâce, la miséricorde et la paix seront avec nous de ta part notre Dieu le Père et de la part de Jésus-Christ, le Fils du Père (premier né), dans la vérité et l'Amour.

SUR TA PAROLE ! **Philippiens 4 :19** Mon Dieu pourvoira à tous vos besoins selon sa richesse, avec gloire, en Christ-Jésus.

Mon Dieu (mon Papa) pourvoira à tous nos besoins selon sa richesse, avec gloire, en Christ-Jésus.

Nous reconnaissons que l'Eternel, notre Père parle et agit (encore aujourd'hui). Oracle de l'Eternel. Ezéchiel 37 : 14

SUR TA PAROLE ! **1 Pierre 2 : 6** Et celui qui croit en elle ne sera pas confondu.

Nous croyons en ta parole nous ne serons pas confondus.

SUR TA PAROLE ! **1 Thessaloniciens 5 : 16** Soyez toujours joyeux.

Nous sommes toujours joyeux.

SUR TA PAROLE ! **Philippiens 4 : 4** Réjouissez-vous toujours dans le Seigneur ; je le répète, réjouissez-vous.

Nous nous réjouissons toujours dans le Seigneur ; nous le répétons, nous nous réjouissons.

SUR TA PAROLE ! **Philippiens 4 :20** A Dieu notre Père la Gloire aux siècles des siècles. Amen

A Dieu notre Père la Gloire aux siècles des siècles. Amen

Après avoir déclaré, gardez le silence un moment, prenez le temps d'écouter Dieu toujours dans cette atmosphère d'adoration, de reconnaissance et de louange.

Papa tu m'as dit

Qu'il nous soit fait selon Ta Parole

Amen

LE PREALABLE

Recevoir Jésus-Christ comme son Seigneur et Sauveur personnel. Ceci est nécessaire pour ceux qui ne l'ont pas encore accepté, afin qu'ils puissent pleinement expérimenter la parole de notre Père, le créateur.

Mais à tous ceux qui L'ont reçue, à ceux qui croient en Son nom, elle a donné le pouvoir de devenir enfants de Dieu… Jean 1 : 12

Si tu confesses de ta bouche le Seigneur Jésus, et si tu crois dans ton cœur que Dieu l'a ressuscité des morts, tu seras sauvé. Romains 10 : 9

Notre Père, qui es aux cieux

PRIERE DU SALUT

Ici et maintenant,

Jésus-Christ, je confesse que tu es le fils de Dieu, que tu es mort pour mes péchés et ressuscité d'entre les morts. Romains 10 : 9

Je reconnais que tu as été livré pour mes offenses et ressuscité pour ma justification. Romains 4 : 25

C'est pourquoi, je plaide ton sang pour le pardon et la purification de tous mes péchés. 1 Jean 1 : 9

Je t'accepte Jésus-Christ comme Sauveur et Seigneur de ma vie.

Père céleste, je te rends grâce de ce que tu as fait de moi ton enfant. Jean 1 : 12

Merci Père, de me remplir de Ton Saint-Esprit. Cher Saint-Esprit prend le contrôle total de mon être.

Je confesse que je suis désormais une nouvelle créature, que les choses anciennes sont passées et que toutes choses sont devenues nouvelles.
2 Corinthiens 5 : 17

Amen

Vous n'êtes plus seul : Ne soyez plus seul ! Demandez au Saint-Esprit de vous guider pour vous connecter avec des frères ou sœurs spirituels pour grandir dans la connaissance, vous édifier et enfin contribuer à répandre la bonne nouvelle par l'appel (la vision, appétence, compétences…) que le Père a placé en vous avant votre venue au monde.

Tu connais les projets que Tu as formés sur moi, comme Tu me dis Éternel, projets de paix et non de malheur, afin de me donner un avenir et de l'espérance.
Jérémie 29 : 11

Vous êtes oint : L'Esprit du Seigneur est sur toi, Parce qu'il t'a oint pour annoncer une bonne nouvelle aux pauvres ; Il t'a envoyé pour guérir ceux qui ont le cœur brisé, Pour proclamer aux captifs la délivrance, Et aux aveugles le recouvrement de la vue, Pour renvoyer libres les opprimés. Luc 4 : 18

Nous naissons dans ce monde, nous y vivons et nous y mourrons. Les deux extrémités ne nous appartiennent pas, **mais nous pouvons décider de ce qui se passe entre ces deux extrémités et de ce qui va être le but de notre existence.**

O Père, si tu le veux, écarte de moi cette coupe ! Toutefois, que ta volonté soit faite, et non la mienne. Luc 22 : 42

Du même auteur
Papa tu m'as dit
Qu'il nous soit fait selon Ta Parole

Voici donc comment nous devons prier :

Matthieu 6 : 9

Livret 1 - Notre Père, qui es aux cieux

Livret 2 - : Que ton nom soit sanctifié ; Jésus-Christ

Livret 3 - : Que ton règne vienne ; que ta volonté soit faite sur la terre comme au ciel. Saint-Esprit

Livret 4 - Donne-nous aujourd'hui notre pain quotidien

Livret 5 - : Pardonne-nous nos offenses, comme nous aussi nous pardonnons à ceux qui nous ont offensés

Livret 6 - : Ne nous induis pas en tentation, mais délivre-nous du malin

Livret 7 - : Car c´est à toi qu'appartiennent, dans tous les siècles, le règne, la puissance et la gloire

Offrez-vous la série

Livret 1 – Dimanche

Livret 2 – Lundi

Livret 3 – Mardi

Livret 4 – Mercredi

Livret 5 – Jeudi

Livret 6 – Vendredi

Livret 7 – Samedi

Que la révélation de tes paroles m'éclaire, qu'elle me donne de l'intelligence à moi qui manque d'expérience. J'ouvre la bouche et je soupire, car j'ai soif de tes commandements. Tourne-toi vers moi et fais-moi grâce comme tu le fais pour ceux qui aiment ton nom ! Affermis mes pas dans ta parole et ne laisse aucun mal dominer sur moi ! Libère-moi de l'oppression des hommes afin que je garde tes décrets ! Fais briller ton visage sur moi ton serviteur et enseigne-moi tes prescriptions ! Psaume 119 : 130

Oui, l'Eternel, tu achèves ton œuvre en ma faveur. Eternel, ton amour dure à toujours. Tu ne m'abandonnes pas moi ta créature ! Psaume 138 : 8

Je crois en ta parole qui m'a été annoncée. Je reconnais ton bras Éternel. Ésaïe 53 : 1

Certainement ces livrets vous édifieront envoyez-nous par mail, audio ou vidéo vos témoignages :

issuemedias@issueassociation.com

Ils l'ont vaincu à cause de la parole de leur témoignage.

Partageons nos expériences personnelles qui édifieront des personnes quelque part dans le monde.

ISBN : 978-2-9578843-0-8

© SKLConcept

Ce livre a été imprimé en Allemagne

Dépôt légal : Avril 2022

NOTES

Expression libre

Notre Père, qui es aux cieux

Notre Père, qui es aux cieux

Notre Père, qui es aux cieux

Notre Père, qui es aux cieux